L b 1758.

AF404137

RÉFLEXIONS

SUR

LA RÉVOLUTION DE JUILLET

MIL HUIT CENT TRENTE.

CET OUVRAGE SE TROUVE :

Chez les principaux Libraires de Paris,
Bordeaux,
Rouen,
Le Havre,
Lisieux,
Caen,
Bayeux,
Évreux,
Saint-Lo,
Avranches,
Coutances,
Vire,
Mortain,
Cherbourg.

RÉFLEXIONS

SUR LA

RÉVOLUTION DE JUILLET 1830

ET QUELQUES-UNES DE SES CONSÉQUENCES ;

dédiées et adressées

Aux Gardes Nationales du Royaume,

PAR UN GARDE NATIONAL

De la Presqu'île du Cotentin (Manche).

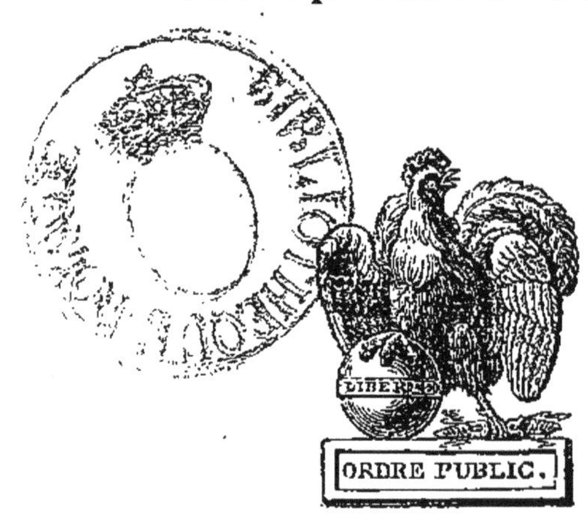

VALOGNES,
HENRI GOMONT, IMPRIMEUR-LIBRAIRE.
M DCCC XXXIII.

VALOGNES. — IMPRIMERIE DE H. GOMONT, LIBRAIRE.

RÉFLEXIONS

SUR LA

RÉVOLUTION DE JUILLET,

Sɪ une éducation longue et soignée m'eût donné des connaissances en littérature, je pense qu'avec mes vues politiques et l'indépendance de mon caractère, j'aurais pu consacrer une partie de ma vie pour chercher à rectifier parmi le peuple, qui veut connaître et ses droits et ses devoirs, quelques-unes de ces idées qu'exploitent si habilement des gens habitués à vivre de déception et d'intrigues.

La tâche que par goût je me serais imposée, aurait été souvent remplie d'écueils et d'amertumes ; mais je n'en aurais que plus vaillamment combattu le funeste penchant de ceux qui, au nom de la Liberté, ne nous donnèrent jamais que des chaînes.

J'aurais voulu établir, entr'autres choses, que le peuple le plus heureux est celui qui n'a pas des légions de chefs et de maîtres, largement rétribués, pour diriger sa conduite dans les plus minces détails; car c'est le peuple lui-même qui, par son travail et son industrie, est obligé de pourvoir aux somptuosités de ses graves directeurs, et que, tout compte fait, il lui reste bien peu de chose, presque rien, pas même une liberté rationelle en compensation de ses peines.

Je n'aurais pu me dispenser de consacrer quelques lignes pour chercher à établir que la volonté des nations, qui seules ont le droit d'élever des trônes ou un pouvoir exécutif quelconque, doit s'exercer par un concours égal et libre pour créer et élever un pouvoir législatif qui doit satisfaire aux besoins généraux.

J'aurais désiré convaincre mes lecteurs que si six millions d'hommes actifs, qui forment une immense majorité sur trente millions d'habitans, ont droit d'appeler un citoyen pour l'élever sur un trône, ces six millions d'hommes doivent, à plus forte raison, choisir leurs représentans, parce qu'autrement la nation même serait considérée comme agissant sans principe., sans discernement et sans autre but que l'anarchie.

Dans un pays où le peuple nommerait ses représentans, je ferais tous mes efforts pour empêcher que parmi les membres de la représentation nationale, il y eût un seul citoyen attaché par la fiscalité au pouvoir exécutif, et je ne doute pas que les raisons que je produirais ne déterminassent le peuple à s'honorer de mandataires qui s'honorassent eux-mêmes du beau titre de citoyens libres et indépendans.

J'aurais encore voulu prouver que les grandes et nombreuses sinécures indisposent toujours le peuple contre les gouvernemens qui les créent.

Mais ce n'est pas ici que je pourrais traiter ces matières, et d'ailleurs je dois, pour mon propre intérêt, conserver une espèce de discrétion sur tout ce qui pourrait exciter le courroux de ces impitoyables parties prenantes.

Je n'essaierai donc ici que d'adresser quelques mots à MM. les Gardes Nationaux, mes camarades ; ce que je pense sur la Révolution de Juillet et ses conséquences , principalement sur l'utilité , la nécessité de cette armée citoyenne dont je m'honore de faire partie.

L'APPLICATION de l'immuable principe qui détermina la Révolution de 1830 , en donnant au Roi des Français toutes les forces nécessaires pour que le Trône National soit craint et respecté de ses ennemis , peut et doit préparer l'émancipation des peuples et assurer le repos de l'Europe.

Prouver que le Trône du 7 août a été élevé par la manifestation de la souveraineté nationale , existant dans la volonté ferme et énergique de la très-grande majorité des Français actifs, en armes , est chose aussi aisée à établir , qu'il est aisé de prouver que si des conseillers dangereux cherchaient à détourner la confiance que le Roi doit naturellement accorder à l'institution de la Garde Nationale, le Trône serait à l'iustant entouré de périls.

D'après ma manière de penser sur les droits que le Roi tient de la Nation, je serai forcé d'entrer dans quelques explications qui pourront peut-être offusquer des susceptibilités trop ombrageuses ; mais j'affirme que je n'ai point l'intention de blesser aucun parti, aucune opinion, parce que toutes opinions sont respectables, lorsqu'elles sont franches et loyales : parce qu'elles sont *bonnes*, si elles sont consciencieuses, relativement au parti que l'on a adopté.

Je trouve les opinions *bonnes*, lorsqu'elles sont pour améliorer la condition de l'espèce humaine, par des moyens justes et naturels, qui doivent naître des vœux et de la moralité des gouvernans ;

Lorsqu'elles sont en rapport avec la nécessité bien démontrée de se soumettre, dans l'intérêt de l'humanité, de l'ordre et de la paix publique, si ce n'est moralement, au moins légalement, à un état de choses qui ne peut être favorable que par le concours général des masses , sous peine autrement de devenir funeste et conflagrant ;

Lorsqu'elles énoncent le désir bien prononcé de ne persécuter ni le catholique ni le protestant, ni le riche ni le pauvre , ni le chef de l'état ni les citoyens qui obéissent aux lois ;

Lorsqu'enfin elles maintiennent le citoyen dans cette idée : qu'un homme serait injuste et méprisable en condamnant son semblable , pour avoir des croyances ou des affections politiques qui différeraient des siennes. Cette idée , voilée souvent par des passions égoïstes , sera toujours présente à l'homme de bien ; car le temps , qui se joue impunément et des trônes et des partis , met les opinions tour-à-tour en défaut , sans atténuer le grand principe de la souveraineté des nations.

Depuis la prise d'Alger , le temps a marché trop vite et trop lentement.

Je me rappelle avec orgueil cette belle conquête , qui ferait honneur à un règne de 60 années , faite avec 35,000 héros français.

Quel est l'homme , à cette époque , qui aurait cru que , quelques mois après cette mémorable conquête , la branche aînée des Bourbons eût été précipitée, pour la troisième fois, d'un trône qu'elle occupa pendant huit siècles ?...

Les sévères leçons du temps , qui n'avaient profité qu'à peu de personnes, parmi les amis de la branche aînée , et surtout parmi d'insatiables courtisans , affamés de domination , devaient encore se reproduire avec non moins de force , après les deux invasions que la France eut à subir et qu'elle ne pourra jamais oublier.

En effet , les grands privilégiés , dominateurs depuis 1814 jusqu'au 25 juillet 1830 , enhardis par les douloureux événemens qui les avaient favorisés , se perpétuèrent au pouvoir occulte qui dirigeait la Cour de Charles X. Ces courtisans, dangereux pour les rois et pour les peuples, crurent vraiment , parce que la nation était satisfaite du succès de l'armée française en Afrique, elle s'en rapporterait désormais à eux pour prendre soin de ses droits , et que cette nation , douce et paisible , devait prendre ce parti pour exprimer sa reconnaissance à ces maîtres glorieux.

Cette croyance, messieurs les courtisans, vous aveugla ; car le peuple français, qui se serait respectueusement soumis au Trône Constitutionnel de Charles X , de ce prince dont vous vouliez étendre le pouvoir, peut-être malgré lui , dans l'intérêt de vos priviléges , ne pouvait se placer sous votre protection , équivalente à la perte de ses libertés.

Ce peuple se rappela, au contraire , que les fondemens de ces mêmes libertés, jetés par lui-même en 1789 , s'étaient consolidés malgré de puissans obstacles , et qu'au lieu de les abandonner lâchement , il devait, par l'organe de ses représentans , insister auprès du Trône , pour qu'ils fussent élevés à la hauteur des besoins de la Nation.

Des députés fidèles tinrent un langage ferme et respectueux au Roi, en le suppliant d'accorder au peuple les améliorations que nécessitaient la marche rapide du temps et les progrès de la civilisation.

Enfin , après de grands débats à la Cour du Roi , ce prince , plus confiant dans quelques-uns de ses compagnons d'exil (*) que dans un peuple qui naguère encore avait su verser glorieusement son sang à sa voix , au lieu de lui accorder d'impartiales et justes prérogatives , lui répondit par des ordonnances attentatoires à ses libertés.

Voyant alors ses droits méconnus et bientôt engloutis par la volonté du prince qui avait fait serment de les maintenir, n'ayant d'autre moyen que la force pour se soustraire à ce grand naufrage, la Nation crut encore *que l'insurrection était le plus saint des devoirs.* La conséquence de cette insurrection fut le grand, l'impérissable principe de la souveraineté nationale, proclamé de nouveau et reconnu. Et ce principe, d'où sortit pour la deuxième fois depuis quarante-quatre ans, une révolution immense, n'a jusprésent, contre toute attente, par ses conséquences, satisfait les Français ni les autres peuples de l'Europe, dont les vœux les plus ardens sont pour leur émancipation.

* Qui n'avaient rien oublié ni rien appris.

(*Paroles de Napoléon.*)

Peut-être que le peuple français, au moment qu'il s'arma, n'était pas dans une homogénéité parfaite de vues et de sentimens à l'égard d'un changement de dynastie ; mais il est constant que son but avéré était d'acquérir par la force les institutions qui lui étaient opiniâtrement refusées , institutions indispensables à sa sécurité.

Cependant , l'action étant consommée , il fallait que les Français optassent entre le gouvernement républicain et une nouvelle monarchie héréditaire.

Les idées républicaines , qui avaient germé pendant long-temps à côté des erreurs monarchiques , s'étaient déjà manifestées chez une foule de citoyens , qui croyaient l'application de leur système plus facile alors qu'à d'autres temps ; mais ces idées , qualifiées de brillantes utopies , combattues par un plus grand nombre de citoyens, ne purent s'accréditer en France.

Peut-être , avec raison , craignit-on que des ambitieux , des brouillons , ne fissent reparaître dans notre malheureuse patrie , une seconde représentation de 1793 ; car il est certain que le

degré de civilisation que les Français ont atteint
ne suffit pas encore pour les rendre tous moins
injustes, moins passionnés, ni moins amateurs
de la domination : vices contraires à l'établisse-
ment d'une république, que l'on ne rencontra
jamais chez un ami austère et vertueux des peuples, un bon républicain.

Si la république romaine s'éleva au faîte de la
gloire, c'est qu'il se trouvait dans son sein de
pieux législateurs et de grands capitaines qui
préférèrent l'amour de la Patrie à toutes les ri-
chesses. Aussitôt que le luxe et l'égoïsme vinrent
souffler sur les mâles vertus du peuple romain,
les germes de la prospérité publique disparurent;
des chefs insatiables d'or vendaient chèrement
leurs services, ce qui épuisa les trésors de la
république. Des dignités vendues à l'encan, des
dissentions entre les consuls et les citoyens mar-
quèrent l'instant de sa chute...

Trop d'analogie existant aujourd'hui entre les
caractères connus de certains citoyens et ceux
qui hâtèrent la ruine de l'empire romain, il fut
reconnu par des hommes prudens, à la tête desquels se trouva naturellement placé un général

(13)

illustre, offrant toute garantie pour la sécurité
publique, qu'une monarchie entourée d'institutions populaires était préférable à une république.

Ce fut alors, dans cette conjoncture délicate,
que ce grand citoyen, avec d'autres citoyens
estimables, dans le but de prévenir une anarchie
dévorante, tirant leurs pouvoirs de la nécessité
que les graves événemens faisaient naître, se
constituèrent en Représentation Nationale.

Dans cette réunion de citoyens, il fut décidé
que la couronne de France devait être placée
sur le front de Louis-Philippe d'Orléans, *quoique*
Bourbon, pour que ce prince occupât immédia-
tement le trône, resté vacant.

J'oubliais de dire que des conditions furent
arrêtées entre les citoyens réunis et le duc d'Orléans, qui avait été préalablement revêtu du
caractère de Lieutenant-général du Royaume,
et ces conditions, sous le titre de *Programme de
l'Hôtel-de-Ville* (*), furent acceptées et signées
respectivement ; les départemens même en fu-

(*) Il est singulier que, depuis cette époque, on ait mis
beaucoup d'importance à nier l'existence de ce *Programme,*

rent informés par des courriers, des publica-
tions et des affiches.

En conséquence, parut, le 7 août 1830, la
fameuse déclaration portant que le duc d'Orléans
était appelé au trône, sous le titre de Louis-
Philippe Ier, Roi des Français, et sa famille
rendue héréditaire, etc., etc.

Beaucoup de citoyens, pairs et députés sous
le gouvernement de Charles X, arrivant succes-
sivement dans la capitale, s'empressèrent de
donner leur adhésion à l'acte de *fait* qui avait
disposé de la Couronne de France.

La déclaration du 7 août, justifiée par l'impé-
rieuse nécessité, n'aurait pu prévaloir contre le
vœu du peuple, si ce vœu eût été différent,
parce que, dans ce cas, la nouvelle monarchie
eût été considérée comme le résultat d'un com-
plot ou le produit d'une faction sans mandat ; car
il faut bien se persuader que le mandat donné à
un citoyen, pour lui conférer le droit de con-
courir à la puissance législative, ne peut, dans
aucun cas, lui déférer celui de fonder une dynastie ou un pouvoir exécutif, les nations seules,

selon l'inflexible justice, pouvant se choisir des rois, des chefs, etc.; et ce droit, qui fait la base de la souveraineté nationale, rend ses décrets légitimes.

Je désirerais que les personnes qui comprennent la légitimité d'une monarchie, et ne peuvent comprendre la légitimité nationale, autrement sa souveraineté, voulussent réfléchir un instant avec moi sur ces vérités :

Toujours il y a eu des peuples, et pas toujours des rois;

Que si des peuples choisirent des rois, leur volonté seule dicta ces choix; car aucune puissance, aucune volonté étrangère ne pouvait leur en imposer l'obligation, nul n'étant au-dessus des peuples;

Et que si, plus tard, la ruse et la mauvaise foi contraignirent des peuples faibles et peu instruits à accepter des rois et des monarchies absolus, cela ne put leur ôter leur droit naturel de secouer le joug de maîtres superbes. Ainsi le permet le droit imprescriptible de la nature.

Selon moi, la légitimité peut se comprendre ainsi :

La Nation appelle un roi sur le trône : il répond à ses vœux et reçoit un pouvoir héréditaire. Le pacte est formé. Tant que les conditions sont respectées, nul ne peut s'immiscer dans son gouvernement, et un peuple qui se permettrait de critiquer ou blâmer les actes de l'autorité du roi, se rendrait coupable d'inconséquence et d'anarchie.

Or, c'est dans l'exécution franche et loyale des chartes, constitutions ou conventions, que réside la légitimité du Roi, qui se transmet à ses descendans, pour qu'ils régnent au même titre que leur prédécesseur.

C'est ainsi que je comprends la légitimité d'une famille appelée au trône par le vœu d'une nation, et je conclus que les nations seules ont le droit d'élever des trônes, et que ces trônes sont la propriété des rois et de leurs descendans, autant qu'ils remplissent leurs obligations.

Je sais que quelques personnes, qui ne comprennent pas la légitimité comme je la comprends, me taxeront d'injustice et d'imprudence, pour soutenir la légitimité populaire du Roi des Français, et l'on me dira, d'après les journaux du pouvoir d'échu :

« Vous avez reconnu sans doute la légitimité de Charles X, jusqu'au moment des ordonnances du 25 juillet. Eh bien ! puisque vous reconnaissiez cette légitimité, vous n'avez pu la méconnaître long-temps, les ordonnances royales ayant été rapportées par le Roi, mieux avisé ; que, d'ailleurs, professant que c'est dans l'exécution franche et loyale des chartes, conditions ou conventions, que réside la légitimité du Roi, vous êtes délié également du serment de fidélité que vous avez fait à Louis-Philippe, d'autant plus que ce prince n'a pas exécuté loyalement la Charte, etc. ; que si, sous le règne de Charles X, vous et vos amis vous vous êtes indignés à la moindre tentative tyrannique, vous seriez inconséquens et injustes de supporter avec une si merveilleuse patience, tous les débordemens du pouvoir. Si vous avez éclaté en reproches menaçans et en articles de journaux chaleureux contre les fournées de pairs illégales de Charles X, pourquoi êtes-vous restés impassibles devant ces nominations scandaleuses dont le Juste-Milieu a tapissé les murailles du Luxembourg. D'où vient que vous, qui aviez le sang dans les yeux et la pâleur sur les lèvres, lorsque vous avez déchiré les affiches qui, deux jours après les ordonnances de juillet, annonçaient la mise en état de siége de Paris, avez-vous battu des mains à la mise en état de siége du 6 juin, et souri au ministre imprudent qui avait mis l'honneur et la vie des citoyens français à la discrétion d'un sergent ou d'un caporal ? »

Je répondrai à ces personnes que n'ayant pas pris dans mes *Réflexions* l'obligation de louer ou blâmer les actes du gouvernement du Roi des Français, qui sont soumis au jury national, je veux rester à cet égard dans la plénitude de mes droits; pour n'en user que conformément à la Charte et aux lois; que ma volonté n'est pas de montrer une condescendance ou prédilection en faveur de tel ou tel prince, ou d'un système gouvernemental quelconque, parce que partout je ne vois que la Patrie; mais je veux insister pour établir que la Nation étant souveraine, a eu le droit de résister aux or-

donnances de Charles X , qui ont comblé la mesure des inconstitutionnalités commises sous le
règne de ce prince , et de choisir un roi.

Ni les vœux de Français méprisables , ni le
million de baïonnettes étrangères , qu'ils voudraient voir souiller le sol de notre patrie , ne
pourraient pas changer le droit national ni dé-
truire ce qui a été fait , que par la volonté du
peuple , qui ne partagera pas ces idées , et dès-
lors je prie le lecteur de me permettre de re-
prendre mon sujet.

J'ai écrit plus haut que la déclaration du 7 août
pouvait être invalidée par la Nation , si elle l'eût
voulu , puisqu'elle n'avait pas donné de mandat
pour la faire ; maintenant je reprends et je dis :
La nécessité ayant réuni des citoyens sous la forme
de représentation nationale , la très-grande majorité du peuple a , depuis , ratifié solennellement, à plusieurs reprises, sous diverses formes,
la déclaration du 7 août.

Je ne pense pas que la bonne foi puisse me
contredire ; mais je n'en vais pas moins établir
par un exemple frappant , que jamais la souve-

raineté nationale , jouissant de son libre arbitre , ne se manifesta avec autant de force et de puissance.

Dans tout le royaume , un nombre infini de Gardes Nationaux , à la tête desquels fut placé un honorable général, ayant leur confiance, pour maintenir l'ordre public et la liberté , auraient pu exprimer un vœu différent ; mais l'instinct conservateur leur fit préférer une monarchie constitutionnelle qui avait accepté des garanties nationales , et ils reconnurent Louis-Philippe Ier Roi des Français. Les actes qui suivent annoncent que la souveraineté nationale fut établie et consacrée à la face du ciel et de la terre , de la manière la plus solennelle.

D'abord les grands corps de l'état et les fonctionnaires publics acceptèrent Louis-Philippe pour roi , lui prêtèrent serment de fidélité et d'obéissance à la Charte constitutionnelle.

Les officiers des Gardes Nationales , ainsi que ceux de l'armée de terre et de mer , prêtèrent le même serment.

Ensuite tous les soldats-citoyens et les citoyens-soldats reçurent avec transport, sur tous les points du royaume , les nobles drapeaux que leur présenta le nouveau roi , et que tous , défilant , la joie peinte sur le visage , à l'abri de leurs brillantes couleurs , firent par acclamation le serment de les défendre.

Quelqu'un aurait-il oublié cette première et magnifique revue de la Garde Nationale du département de la Seine , de laquelle furent acteurs cent mille citoyens , composant l'élite de ce département ?... L'on n'aurait pu oublier non plus qu'à cette revue mémorable, le Roi-Citoyen , rempli de bonheur et d'enthousiasme , embrassant avec transport le commandant-général des Gardes Nationales du royaume , parut satisfait d'avoir l'occasion , en présence d'un nombre immense d'habitans , de prouver qu'une intime alliance existait entre le Trône et le peuple.

Ah ! qu'ils sont déjà loin ces jours de fête et d'espérance !!!...

D'après les faits que je viens de citer, n'est-il pas démontré de la manière la plus évidente, la plus éclatante, que jamais la volonté nationale

ne se manifesta avec plus de calme, plus de respect pour l'ordre public, ni plus de dignité dans
sa puissance ? Eh! pourquoi? parce qu'elle vou-
lait la liberté, la paix, seuls élémens de bonheur et de prospérité pour les peuples.

Que l'on ne vienne donc pas combattre en
faveur d'un pouvoir absolu et d'un prétendu principe de souveraineté monarchique, qui, comme
je l'ai dit, ne peut exister que dans le respect
porté par les rois au bill des droits des peuples;
que l'on ne vienne pas, dis-je, armé de préjugés
honteux et surannés, combattre les seuls prin-
cipes immuables du droit qu'ont toujours eu les
nations de déléguer le pouvoir exécutif à celui
des citoyens qui leur parut le plus digne, et de
le placer sur un trône.

C'est ce droit impérissable, établissant la souveraineté populaire, qui a renversé Charles X,
pour avoir méconnu ses devoirs et les droits
nationaux ; et ce droit suivra désormais ses suc-
cesseurs, ou la Nation française, par un lâche
abandon, s'exhéréderait elle-même. Qu'elle ré-
fléchisse !!!

Depuis l'âge de vingt ans, jusqu'à soixante, tout Français, non privé de ses droits civils, fait partie de la Garde Nationale, ce qui donne à la Nation une force de près de six millions d'hommes armés.

Est-ce que ces six millions de citoyens actifs, qui ont sanctionné la déclaration du 7 août, l'arme au bras, pourraient se laisser circonvenir par quelques intrigans, qui peut-être un jour voudraient leur voir abandonner la garde de leurs droits? Non, non, je ne pourrais le croire, tant que les Français n'auront pas le caractère d'esclaves soumis.

Louis-Philippe qui, en échange de ses promesses à la Nation, avait reçu les sermens de la Garde Nationale, au courage de laquelle il confia le dépôt et la défense du pacte constitutionnel, ne pourrait, lors même que des courtisans détestables voudraient tromper sa religion, supprimer ou affaiblir la grande, la belle, la noble institution des Gardes Nationales, ou toute autre institution consacrée par la Charte, sans inspirer de vives craintes au peuple.

Donc l'institution de la Garde Nationale, qui a reçu la vie par le grand principe qui la donna à la royauté citoyenne, ne peut recevoir d'atteintes sans mettre en danger l'inviolabilité du Roi, et quoique cette inviolabilité ait été prononcée par la Charte de 1814, en rendant les ministres seuls responsables, les événemens de 1830 ont prouvé que le peuple ne peut se résoudre à souffrir toujours que l'on viole ses droits.

C'est un très-grand malheur pour un roi d'avoir des ministres qui se jouent de la sainteté de ses sermens et de l'avenir des peuples. Si Charles X n'eût pas eu un entourage d'hommes qui prenaient plaisir à mettre en lambeaux notre pacte constitutionnel, il ne serait pas aujourd'hui errant loin de sa patrie, en proie à d'amers souvenirs.

Quelques personnes désireront peut-être savoir pourquoi un simple citoyen prend la tâche de discuter avec autant de feu et de conviction sur les droits et les devoirs des rois et des peuples.

Je réponds d'avance : qu'étant Garde National

et Français, je veux jouir de ma liberté pour exercer autant de droits politiques qu'il soit possible à l'homme d'en posséder.

Ma qualité de Garde National me donne chaque jour le droit de veiller à la conservation du Roi et des libertés publiques.

Ma qualité de Français, lorsque la Nation possédera sans réserve toutes les institutions qui lui sont dues dans l'esprit de notre révolution, me conférera au moins le droit de donner ma voix dans un collége électoral, ne fût-ce que pour nommer un conseiller municipal, en attendant que le citoyen appelé prolétaire puisse, comme moi, nommer ses représentans ; car je ne puis me persuader que le pouvoir législatif, tenant son autorité de la Nation, me défende encore long-temps de disposer de mon suffrage dans quelque assemblée politique ; mon titre de Garde National, qui m'oblige, sous peine d'être considéré comme traître à la Patrie, à verser mon sang pour elle, me mérite au moins l'exercice d'un droit politique, dû par son titre même à tous les Français ; sinon la représentation nationale n'est que fiction et déception.

O vous tous, Gardes Nationaux, mes chers camarades, n'éprouvez-vous pas une grande et vive satisfaction, lorsque vous pensez à cette institution qui vous rend aussi utiles à la Patrie qu'à l'ordre public ?...

Une noble fierté ne s'empare-t-elle pas de votre ame, lorsque vous pensez que c'est plus particulièrement par la Garde Nationale que doivent s'établir entre le Roi et la Nation les rapports les plus touchans, les plus capables d'élever le trône national, sur lequel est assis Louis-Philippe, au-dessus de tous les trônes de l'univers?

Si après avoir prouvé que la Garde Nationale est l'institution la plus utile au Trône constitutionnel établi par la déclaration du 7 août, je n'avais pu lever les doutes que certains esprits aiment à concevoir, même sur les réflexions les plus naturelles, je leur dirais :

La Garde Nationale est composée de citoyens actifs qui constituent presque seuls la force et la souveraineté de la Nation , qui ne peut avoir de maître.

Le Trône du 7 août n'étant qu'une émanation directe de la volonté bien déterminée de cette souveraineté , il existe donc une liaison tellement forte entre la Garde Nationale et le Roi , que des audacieux ne pourraient attenter à l'existence de l'un sans nuire à celle de l'autre.

Or, je le répète, la Garde Nationale étant par sa nature et par ses besoins , la gardienne naturelle du Trône et des libertés publiques , est en même temps le double rempart devant lequel les puissances étrangères échoueront dans leurs tentatives , si elles voulaient renverser l'ordre établi.

Que sait-on si ce n'est pas cette Garde fameuse d'où sortiront des héros à l'appel de la Patrie, qui, depuis trois ans , est présentée aux ennemis de notre indépendance , comme un corps invulnérable , devant toujours être d'autant plus nombreux et plus vaillant que l'étranger sera exigeant.

Eh ! pourquoi donc des conseils-généraux ont

semblé désirer la suppression de la Garde Natio--
nale dans les villes au-dessous de dix mille ames?
Ces messieurs des conseils ne représentent pas ,
il est vrai , les citoyens de leur département ni
de la France.

Eh ! pourquoi donc encore tout récemment
un député a-t-il fait à la Chambre une proposi-
tion pour que les Gardes Nationaux déposassent
leurs armes dans les mairies ?

N'aurait-on point par hasard, en certains lieux,
formé un vœu liberticide, favorable à un pouvoir
que les Français ne souffriront plus ?

Les menaces de l'étranger , qui redoute la
Garde Nationale , auraient-elles intimidé quelques poltrons ou quelques mauvais serviteurs ,
qui se seraient chargés de deux mandats diffé-
rens ?

Tout ce qui est certain , c'est que si un insensé
cherchait à s'installer sur le trône de France ,
sous la protection des étrangers et des mauvais
citoyens , leurs esclaves , il faudrait , ainsi que
l'expérience l'a prouvé , paralyser ou tuer l'ins-

titution des Gardes Nationales , et pour ce faire,
des propositions désorganisatrices auraient lieu.

« Si la Garde Nationale était détruite , nous
» aurions en France la plus absurde des tyran-
» nies. Heureusement que la Garde Nationale
» est une institution si française que , fût-elle
» abolie par une loi insensée , huit jours suffi-
» raient pour la faire renaître dans toutes les
» communes de France. Son admirable organi-
» sation ne peut périr. Elle est l'effroi des petits
» despotes et l'espoir des bons citoyens. C'est
» elle qui , par sa grandeur majestueuse , par
» son concours unanime , protégera un jour l'é-
» tablissement du gouvernement du pays par le
» pays. » (*Courrier Français du 26 février* 1833.)

Probablement que peu de personnes auraient
envie d'essayer leur pouvoir contre la Garde
Nationale , contre cette institution sous l'égide
de laquelle sont placées les autres institutions ,
la loi fondamentale et le chef de l'état ; car l'expérience a déjà prouvé plusieurs fois que les atta-
ques dirigées contre ce corps sont le signe
d'un délire mortel de ses provocateurs , et si des

raisons graves justifiaient la dissolution momentanée des Gardes Nationales dans certaines localités, il n'est pas moins très-utile que les fonctionnaires qui prendraient sur eux de pareilles
mesures, dont la bonne foi et la justice doivent
être généralement reconnues, se rappelassent
néanmoins que, quelque temps avant la révolution de juillet, les ministres de Charles X ont
dissous la Garde Nationale parisienne, sans autre
raison que leur bon plaisir.

Si j'avais l'ame d'un traître, qu'une haute
fonction m'appelât souvent dans les conseils du
Roi des Français, et que je désirasse corrompre
les vertus patriotiques de ce prince, pour exposer sa dignité royale et son trône, je chercherais
d'abord à l'intimider par l'existence de l'armement des citoyens, que je déclarerais suspect.
Mon intention ne serait pas de proposer la dissolution brusque du corps entier de l'armée citoyenne, afin de ne pas faire soupçonner mes
desseins coupables ; mais je conseillerais une
autre mesure, non moins funeste, qui pourrait
être annoncée par une proclamation à peu près
conçue en ces termes :

« Citoyens ,

» La Patrie reconnaissante n'oubliera jamais le service immense que vous lui avez rendu depuis notre glorieuse révolution ;

» C'est dans votre esprit de calme et de modération que les monarques étrangers ont trouvé que la France était digne de jouir d'une sage liberté , et tous alors sont devenus ses alliés ;

» Gardes Nationaux , vous avez partagé assez long-temps les travaux de l'infatigable armée française , qui , comme vous , a veillé à la conservation de nos libertés , et il est temps que vous jouissiez du bonheur que la paix vous procure ;

» Remettez donc vos armes aux mairies de vos communes , où l'on en prendra soin , pour vous les confier de nouveau si la Patrie réclamait vos services. »

C'est ainsi qu'en d'autres temps , qui n'arriveront pas , il faut l'espérer , des remercîmens hypocrites seraient adressés au peuple armé , et alors les nombreux faisceaux de ses armes seraient bientôt remis dans les arsenaux de l'état , si une soumission aveugle répondait au vœu de ses ennemis.

Je ne crois pas que la Nation consente jamais à se dépouiller du droit précieux qu'elle a de veiller à la conservation de la dynastie constitutionnelle qu'elle plaça sur le trône et des libertés publiques , par la remise qu'elle ferait de ses armes ; car, au moment même de ce lâche abandon , le despotisme ou l'anarchie lui contesterait tous ses droits.

En effet, plus de Garde Nationale , plus d'obstacles pour renverser le gouvernement représentatif, qui ne peut exister sans le concours des citoyens.

Une armée nombreuse pourrait être établie et disciplinée selon le bon plaisir d'un autre pouvoir. Cette armée serait fêtée , choyée , récompensée , pour qu'elle s'attachât à un maître absolu qui, à sa tête, chercherait bientôt à démolir l'édifice constitutionnel, que les citoyens et l'armée peuvent d'accord conserver intact.

Il ne faut pas avoir le génie de Napoléon pour opprimer les peuples avec des armées. Un prince pusillanime, avec beaucoup d'or, peut en faire un fatal instrument de ses volontés : d'ailleurs, l'on sait que les armées ont une propension toujours croissante et souvent démesurée, pour la domination, l'asservissement des peuples. Rien ne leur plaît tant que de faire ployer tous les autres pouvoirs sous le sceptre de fer : le gouvernement militaire est leur utopie.

Si Napoléon eût voulu respecter la souveraineté nationale, et qu'après avoir établi d'une main ferme l'ordre public, il eût confié de bonne foi aux citoyens la garde d'une constitution populaire, son pouvoir despotique ne se fût point établi, il est vrai, avec le titre d'empereur ; mais sous le nom de consul, il eût été plus grand encore, et la Nation, libre, l'aurait aimé et respecté. Peut-être la France se réjouirait-elle aujourd'hui de le voir à sa tête.

Mais non : il ne devait pas en être ainsi. Napoléon préféra la gloire de ses incomparables armées, la puissance militaire de son nom, à la liberté et au bonheur du peuple français. Rien ne s'établit en France que par et pour l'armée. Le peuple, compté pour rien dans le gouvernement, était modestement chargé de fournir des soldats et de l'or pour l'armée de l'Empereur, appelée la Grande Armée Française.

Cette grande armée, en même temps qu'elle pesait sur l'Europe, l'étonna tant de fois par ses brillans succès, que tous les peuples rendirent hommage à son courage et à sa valeur ; mais il n'en est pas moins demeuré constant que sa gloire acquise dans les batailles, qui séduisit de grands capitaines et enorgueillit un peuple de braves, donna des fers à la liberté.

Lorsque toutes nos libertés eurent été confisquées au profit de la grande armée, qui portait, sans s'en douter, le germe d'affreuses calamités, il fallut que le nouveau César allât porter sa force et sa puissance chez d'autres peuples.

Alors, pour le malheur de l'Europe, commença une longue série d'hostilités et de déprédations qui enrichirent quelques familles, et qui, en fin de compte , produisirent deux invasions et la suite...

Je le répète : les Français ne doivent pas perdre de vue que les armées permanentes sont un fléau pour les nations , lorsqu'elles ne portent pas le caractère national ; je veux dire : lorsqu'elles n'ont pas le peuple armé avec elles pour les appuyer dans leurs opérations.

Quel plus beau spectacle pour le Roi et le peuple , qu'une nombreuse et vaillante armée composée de citoyens , s'avançant au pas de charge sur les ennemis de la Patrie , soutenus par des lignes formidables de Gardes Nationaux, qui sauraient aussi vendre chèrement leur vie , en défendant son sol sacré et la liberté !...

Ah ! Roi des Français , si ce tableau s'offre jamais à vos regards , les ennemis de la France , qui sont les vôtres , ne se relèveront plus , et les peuples béniront votre règne !...

Les grandes armées seules , dans un état constitutionnel , sont presque toujours dirigées dans un intérêt contraire à cet état , par les motifs que j'ai déjà déduits : qu'un maître orgueilleux

peut s'emparer de leur force , pour la faire tour-
ner au profit unique de son ambition , et parce
que ces armées, isolées des citoyens par la disci-
pline militaire , dont le but serait de briser le lien
qui les unirait plus particulièrement aux Gardes
Nationaux , dans l'intérêt de la Nation , il en
résulterait nécessairement le passage subit de
l'armée du régime constitutionnel de la loi , au
pouvoir absolu du sabre.

Personne n'ignore qu'une armée considérable,
qui coûte des sommes immenses au peuple , n'a
jamais le droit de réfléchir sur sa destination ;
que le soldat , être justement passif , peut aisé-
ment oublier les affections naturelles du citoyen
pour sa patrie , et que dès-lors il peut , même
sans le vouloir , servir la cause du despotisme ,
au détriment de la liberté.

Une autre considération : c'est que les grandes
armées ne peuvent , sans danger pour leur existence et peut-être pour le pouvoir de leur maître,
vivre long-temps dans la paix. Elles ont besoin
de retremper souvent leur ardeur guerrière dans
des combats, ce qui excite naturellement l'ému-
lation militaire parmi les chefs et les soldats ;

alors naît le besoin d'entreprendre de longues et douloureuses guerres qui ne profitent presque jamais aux peuples.

La Garde Nationale, appelée par sa nature à rendre des services d'ordre, de paix et de conservation, doit toujours continuer courageusement ces services bienfaisans, parce qu'en temps de paix plus particulièrement elle peut apporter un fort soulagement aux contribuables.

Si une armée de cinq cent mille hommes est utile à la France en temps de guerre, avec le secours de trois à quatre cent mille Gardes Nationaux, cette armée peut être réduite en temps de paix à moins de deux cent mille hommes, parce que dans ces jours de bonheur pour un pays, les Gardes Nationaux, qui verraient avec plaisir les charges publiques diminuer, la paix et la liberté ramenant le commerce, l'industrie et l'abondance, se feraient un devoir de continuer à s'exercer souvent aux manœuvres militaires, pour être dans le cas de se présenter, au premier appel, à la voix de la Patrie.

D'ailleurs, les trois cent mille hommes ren-

voyés dans leurs foyers en congé illimité, indé-
pendamment de ce qu'ils peuvent y rendre de services, si l'ordre public en réclamait, fourniraient
de nombreux sujets capables de contribuer à l'ins-
truction des Gardes Nationaux, jusqu'au moment
où ils seraient rappelés sous leurs drapeaux.

Je l'ai déjà dit, je pense, mais je me sens le
besoin de le répéter encore : que le Roi des
Français, qui ne peut désirer d'agrandissement
de territoire, ni de despotisme militaire, trou-
vera toujours dans la Nation armée toute la force
possible, pour soutenir à l'intérieur le trône et
les libertés publiques, comme à l'extérieur,
pour faire taire les ennemis de la France, et cette
force, que le peuple tire de lui-même, coûtera
d'autant moins à la Nation, que sa volonté la
porte à défendre et à conserver ses droits et sa
puissance.

Je sais que mes *Réflexions* n'apprendront rien
de nouveau à beaucoup de personnes, parce
qu'elles ont été présentées en d'autres termes et
approfondies plus lumineusement, soit dans les
chambres, soit dans les journaux et brochures ;

mais n'importe : avec mes faibles moyens , j'ai voulu essayer d'en faire part à MM. les Gardes Nationaux, mes camarades , persuadé que tous daigneront accorder justice à mes bonnes intentions ; ne recherchant d'ailleurs que leur approbation.

Me résumant , je dis :

1.° Que le droit imprescriptible qu'ont les Nations de choisir des rois a été de nouveau établi et continué dans la déclaration du 7 août 1830 , sanctionnée solennellement par les grands corps de l'état, les fonctionnaires publics , la Garde Nationale et l'armée , qui constituent la force de la Nation ;

2.° Que le pouvoir légitime des rois réside dans leur respect à la constitution qu'ils ont juré d'observer et faire observer ;

3.° Que les peuples doivent, s'ils ne veulent pas se rendre coupables d'inconséquence et d'anarchie , obéissance et soumission à l'autorité des rois qui commandent pour l'exécution des lois constitutionnelles ; et que , par conséquent, le peuple français , qui a élevé Louis-Philippe d'Orléans sur le trône constitutionnel, doit fidélité à ce prince , sous peine de voir la France encore déchirée par d'impitoyables factions ;

4.º Qu'une Garde Nationale , gardienne naturelle d'un trône et des libertés publiques , est par sa nature même le seul corps armé devant lequel doit toujours échouer , d'accord avec les représentans de la Nation , toute tentative d'usurpation des droits d'un peuple , de quelque côté qu'elle vienne ;

5.º Que tout citoyen , lors même que ses opinions ne seraient pas d'accord avec un ordre de choses établi dans un état , n'en doit pas moins, s'il aime ou estime son pays et ses concitoyens , être satisfait de faire partie de la Garde Nationale, qui a toujours mission spéciale de protéger , en même tems que l'indépendance des trônes et des nations , les personnes et les propriétés ;

6.º Que , par le service de la Garde Nationale , les charges publiques doivent considérablement diminuer , ou il existerait une supercherie manifeste , puisque la présence de cette armée citoyenne, toujours prête à sacrifier à l'ordre public , doit rendre inutile à l'intérieur une grande partie de l'armée de ligne , qui peut en temps de paix être renvoyée indéfiniment dans ses foyers;

7.° Enfin que ceux qui oseraient chercher à détourner le Roi des Français des idées avantageuses que ce prince a conçues de la Garde Nationale, sont les ennemis du trône constitutionnel et du peuple , qui voit avec une peine extrême que le grand ressort de cette institution est déjà affaibli.

En terminant , j'éprouve le besoin d'adresser quelques lignes à ces ambitieux détestables qui pullulent sous tous les gouvernemens , pour amasser de l'or et dans le but de chercher à faire créer en leur faveur des privilèges que les peuples ont en horreur. Je leur dirai :

Vous, dont la fidélité s'échange au poids d'un métal corrupteur; vous , dont les passions vou-

draient se placer au-dessus des lois ; vous , enfin ,
dont le cœur ingrat ne tressaillit pas au nom sacré
de la Patrie, éloignez-vous ; car je crains que ,
par vos intrigues , vous parveniez à énerver,
anéantir ou empêcher de paraître les institutions
qui produisent les grands citoyens, font le bonheur des peuples et la sûreté des rois.

www.ingramcontent.com/pod-product-compliance
Ingram Content Group UK Ltd.
Pitfield, Milton Keynes, MK11 3LW, UK
UKHW022340120726
13694UKWH00004B/1621